DIETA PALEO

Receitas fáceis para perder peso e ficar em forma

(Guia para uma vida mais saudável)

Nahuel Carvajal

Traduzido por Jason Thawne

Nahuel Carvajal

Dieta Paleo: Receitas fáceis para perder peso e ficar em forma (Guia para uma vida mais saudável)

ISBN 978-1-989891-68-1

Termos e Condições

De modo nenhum é permitido reproduzir, duplicar ou até mesmo transmitir qualquer parte deste documento em meios eletrônicos ou impressos. A gravação desta publicação é estritamente proibida e qualquer armazenamento deste documento não é permitido, a menos que haja permissão por escrito do editor. Todos os direitos são reservados.

As informações fornecidas neste documento são declaradas verdadeiras e consistentes, na medida em que qualquer responsabilidade, em termos de desatenção ou de outra forma, por qualquer uso ou abuso de quaisquer políticas, processos ou instruções contidas, é de responsabilidade exclusiva e pessoal do leitor destinatário. Sob nenhuma circunstância qualquer, responsabilidade legal ou culpa será imposta ao editor por qualquer reparação, dano ou perda monetária devida às informações aqui contidas, direta ou indiretamente. Os respectivos autores são proprietários de todos os direitos autorais não detidos pelo editor.

Aviso Legal:

Este livro é protegido por direitos autorais. Ele é designado exclusivamente para uso pessoal. Você não pode alterar, distribuir, vender, usar, citar ou parafrasear qualquer parte ou o conteúdo deste ebook sem o consentimento do autor ou proprietário dos direitos autorais. Ações legais poderão ser tomadas caso isso seja violado.

Termos de Responsabilidade:

Observe também que as informações contidas neste documento são apenas para fins educacionais e de entretenimento. Todo esforço foi feito para fornecer informações completas precisas, atualizadas e confiáveis. Nenhuma garantia de qualquer tipo é expressa ou mesmo implícita. Os leitores reconhecem que o autor não está envolvido na prestação de aconselhamento jurídico, financeiro, médico ou profissional.

Ao ler este documento, o leitor concorda que sob nenhuma circunstância somos responsáveis por quaisquer perdas, diretas ou indiretas, que venham a ocorrer como resultado do uso de informações contidas neste documento, incluindo, mas não limitado a, erros, omissões, ou imprecisões.

Índice

Parte 1 1

Introdection 2

Uma Análise Da Dieta Paleolítica 9

40 ANOS E CONTINUANDO 15

Plano Alimentar Da Dieta Paleolítica 17

O PLANO DE 7 DIAS 17
CAFÉ DA MANHÃ: 18
ALMOÇO: 18
JANTAR: 19
SÁBADO: ROSBIFE E VEGETAIS GRELHADOS 19
ALIMENTOS A SE EVITAR 23

Dieta Paleolítica Vs. Outras Dietas 26

A Dieta Paleolítica É Segura? 30

QUALQUER UM PODE USAR A DIETA PALEOLÍTICA? 35

Dieta Paleolítica E Perda De Peso 36

A Dieta Paleolítica Na Vida Cotidiana 42

SE MANTENHA ATENTO: 43
ATAQUE A DISPENSA: 44
SE DESINTOXIQUE: 45
FAÇA DISSO UMA EXPERIÊNCIA DIVERTIDA: 45

Conclusão 47

Parte 2 53

Receitas Para O Café Da Manhã 54

Receitas Para O Café Da Manhã 54

PANQUECAS DE DÓLAR DE PRATA 54

Bolo Paleo 55
Omelete De Espinafre 55
Mingau De Coco 56
Biscoitos De Morango E Banana 57
Mingau Paleo Sem Grãos.. 58
Stirfry Para Café Da Manhã 59
Panquecas De Abóbora.. 60
Berinjela Com Ovos.. 61
Granola Picante 61

Receitas Para O Almoço 63

Curryvegetariano Com Abobrinha..................................... 63
Stirfry De Ovos Bokchoy E Manjericão 64
Stirfry De Vegetais E Ovos 65
Frango Com Gengibre E Romã.. 66
Nuggets De Frango De Buffalo 67
Sopa Cremosa De Beterraba 68
Sopa De Tomate E Manjericão 68
Sopa De Alface E Pepino 69
Frango Italiano Com Couve-Flor 70
Frango Ao Pesto 71

Saladas Paleo.. 73

Salada Picante De Atum... 73
Salada De Romã 74
Salada De Rúcula, Abacate E Passas 74
Salada De Frango Mediterrâneo 75
Salada De Manjericão, Abacate E Frango 76
Salada De Atum E Abacate 77
Salada De Repolho Deliciosa 78
Delícia De Atum Com Alcachofras..................................... 78
Salada De Atum E Abacate Avançada................................. 80
Salada Cremosa De Cenoura 81

Receitas Para O Jantar 82

Sopa De Batata Doce Picante 82
Sopa De Pimentão Assado 82

- TAPENADE DE AZEITONAS PRETAS EM BARCO DE ABOBRINHA 84
- FRANGO COZIDO SLOWCOOKER 84
- FRANGO COM LARANJA E COUVE 85
- SOPA DE CEBOLA VERDE E ESPINAFRE 86
- FRANGO COM PÊSSEGO E NOZES 87
- SOPA DE TOMATE COM CAJU 88
- PASTA DE TAHINI E SOPA DE ABACATE 88
- SOPA DE PEPINO COM CAJU 89

Parte 1

INTRODECTION

O estilo de vida Paleolítico em geral, e especificamente, sua dieta, é um fenômeno que tem ganhado credibilidade e apoiadores em todo o mundo ocidental. Ela surge de uma simples noção de que é capaz de fazer quase todo mundo se identificar e que ninguém pode refutar. É a mais nova sabedoria baseada nas nossas mais antigas memórias, gravada em nosso próprio DNA. Ela promete um futuro que reconcilia e busca finalmente reafirmar quem somos nós, Homo sapiens.

É essa mesma simplicidade, essa verdade fundamental, é base de uma batalha complexa que tem fermentado por décadas e está pronta para ebulir em algo muito maior. A ciência está em conflito consigo mesma, conforme luta e nega o que ela mesma nos ensinou, atirando rajadas de complexidade ao óbvio, e ceticismo em esperanças recém-encontradas.

Homo sapiens. Uma espécie refinada desde a era Paleolítica, fruto de dezenas de milhões de anos de evolução, adaptações ao clima e coexistência com outras formas de vida. O animal mais complexo que a Terra já viu, perfeitamente afinado ao seu ambiente, conforme procurava atender suas necessidades energéticas ao redor das mais diversas gamas de flora e fauna alcançadas por um organismo vivo neste planeta.

Homem Moderno. Uma nova espécie? É melhor que seja, ou não haveria razão de nos submetermos aos mais radicalmente diversos regimes alimentares em falta de atratividade e extremos de estilos de vida hipo- e hiperativos que vivemos hoje. Existe pouca correlação entre o que comemos e como vivemos hoje, e o que nossos primos Homo sapiens comeram e fizeram apenas alguns momentos atrás na escala temporal evolutiva. Mas acabemos com a farsa, nós somos Homo sapiens e o fato nu e cru é que não comemos como deveríamos hoje. Não passamos nem perto disso.

História

Em 1975, Walter L. Voegtlin tabelou os conceitos e argumentos por trás das dietas Paleolíticas no seu trabalho *The Stone Age Diet: Based on in-depth Studies of Human Ecology and the Diet of Man* ("A dieta da idade da pedra: estudos aprofundados baseados na ecologia humana e na dieta do homem", sem tradução para o português). Sua ideia de voltar a dietas ricas em proteínas e pobres em carboidratos foi desenvolvida em resposta a seu estudo de doenças do trato digestivo e síndromes, as quais ele tinha fortes suspeitas de estarem diretamente ligadas à ingestão de substâncias que o corpo não foi feito para processar. Uma década mais tarde, o conceito foi revisitado por S. Boyd Eaton e Melvin Konner, que foram mais tarde acompanhados por Marjorie Shostak. Por um período de mais de quatro anos, eles propuseram equivalentes modernos aos macronutrientes presentes na dieta paleolítica, incluindo alimentos como arroz, pão e leite, que não estavam disponíveis aos nossos ancestrais, mas que no geral forneceriam quantidades similares de gorduras, proteínas, carboidratos, vitaminas e minerais presumidamente contidos nas dietas paleolíticas.

Em 1989, Stefan Lindeberg e seus colegas começaram o que se tornaria um estudo altamente influente, com o povo aborígene Trobiander, da ilha de Kitava, na Papua Nova Guiné. O estudo encontrou que esses povos, vivendo exclusivamente de raízes (inhame, batata doce, taro, mandioca), frutas (banana, mamão, abacaxi, manga, goiaba, melancia, abóbora), vegetais, peixes e coco, não mostraramindícios de infarto, diabetes, demência ou doenças cardiovasculares, sem obesidade ou acne, e com excelente pressão arterial.

Desde a década de 1990, o fenômeno da dieta Paleolítica se instalou e começou a ganhar alcance no mundo ocidental, com nomes como Lindeberg, Loren Cordain, Mark Sisson e diversos outros colaboradores das mais diversas profissões organizando listas de servidores, websites, blogs, assim como publicando livros e diários em nome da dieta Paleolítica e da saúde.

Premissa

Com a maioria da ingestão energética das culturas ocidentais vindo de produtos lácteos, cereais, açúcares refinados, óleos vegetais refinados e álcool, as dietas modernas têm sido acusadas – justamente – de provocar níveis recorde de obesidade, doenças cardiovasculares, câncer e outras doenças agudas e crônicas, de diabetes a acne. Hoje sabemos o suficiente sobre as dietas dos caçadores-coletores para revertemos os desastrosos efeitos das epidemias mencionadas acima e emularmos suas dietas com alimentos que são facilmente encontrados em supermercados, padarias, lojas de produtos especializados, e frutas e verduras caseiras. Consumindo alimentos que evoluímos eras para sermos capazes de consumir, sintomas e doenças crônicas associadas a estar acima do peso, ser hipertenso, colesterol alto, diabetes e doenças cardiovasculares podem ser reduzidas imediatamente e eliminadas com o tempo. Adeptos de dietas Paleolíticas e regimes alimentares Primitivos relatam uma percepção de maior energia, sono melhor, desenvolvem atitudes mais otimistas e se sentem no geral mais saudáveis, espertos e aproveitando melhor a vida.

Aspectos-Chave da Dieta Paleolítica

Os aspectos-chave da dieta Paleolítica são tão simples quanto os conceitos que a formaram. Os alimentos que precisamos comer mais são:

- Frutas frescas e vegetais;
- Carnes magras;
- Frutos do mar;
- Um regime simples que garanta as quantidades certas de nutrientes que nossos corpos se desenvolveram para funcionar em níveis ótimos;

Alimentos a serem evitados podem oferecer desafios com maior frequência, mas apesar disso representam grupos de alimentos que nossos corpos lidaram por apenas um minúsculo período de tempo e que, geneticamente falando, não estamos

adaptados. Esses alimentos que nossos corpos não desejam nem precisam incluem:
- Açúcares refinados;
- Grãos;
- Óleos vegetais;
- Sal;
- Laticínios;
- Legumes;
- Alimentos processados;

Uma Análise da Dieta Paleolítica

A dieta que a natureza tem como intenção para nós é a definição de simplicidade. Você não precisa contar calorias, manter registros alimentares, nem mesmo medir porções. Ao invés disso, as regras essenciais da Dieta Paleolítica são incrivelmente fáceis: todas as carnes magras, aves, peixes, frutos do mar, frutas (exceto frutas secas) e vegetais (exceto batata e milho) estão liberadas para consumo. Já que a base da Dieta Paleolítica são alimentos com proteínas de alta qualidade e baixa gordura, não sinta culpa em comer carnes magras, aves, peixes ou frutos do mar em todas as refeições – é precisamente isso que você deve fazer, acompanhado de quantas frutas frescas e vegetais desejar. A chave dos três níveis de requisitos da Dieta Paleolítica é o que chamamos de regra 85-15. A maioria das pessoas consome cerca de doze refeições semanais, além de lanches. Consequentemente, três refeições por semana representam 15 por cento das suas refeições semanais. No nível 1 da Dieta Paleolítica, você pode 'escapar' em 15% das suas refeições, incluindo três Refeições Livres por semana. No nível 2, são permitidas 10% de escapadas, 2 refeições por semana, e no nível 3, finalmente, é permitida apenas uma Refeição Livre, que representa 5% do total das suas refeições semanais. A beleza dessa tática é que você não precisa abandonar completamente seus pratos preferidos, para sempre. Eu recomendo que iniciantes comecem no nível 1 por algumas semanas, e então gradualmente prossigam até o nível 3, conforme se acostumam com a dieta.

Na Dieta Paleolítica, você deve procurar obter pouco mais de metade das suas calorias de carnes magras, miúdos, aves, frutos do mar e peixes. O restante deve vir de vegetais. Uma regra geral é procurar por no prato uma porção de carne do tamanho do seu punho fechado, seja de carne ou peixe, e completar o restante dele com frutas frescas e vegetais.

Apesar de eliminar completamente três grupos alimentares (grãos, laticínios e legumes), além de alimentos processados, você vai se impressionar com a incrível diversidade de comidas deliciosas e saudáveis que nunca tinha pensado em experimentar antes.

Um dos conceitos essenciais na Dieta Paleolítica é comer alimentos de origem animal em praticamente toda refeição. Mas a ideia-chave aqui é qualidade e frescor. Procure sempre comer sua carne, peixe, ave e fruto do mar tão fresca quanto possível. Fresco é sempre melhor. O segundo melhor é congelado. Fique longe de alimentos enlatados, processados, defumados ou salgados. Em se tratando de carne de vaca, porco e frango, a melhor opção é carne de animais criados soltos, se alimentando de grama ou pastagem, apesar de serem encontrados por um preço um pouco maior nos supermercados.

Carne de caça não é necessária para a Dieta Paleolítica, mas se você quiser se aventurar, experimente alguma. São nutritivas, trazem um sabor diferente e mudam sua refeição.

A Dieta Paleolítica é uma que imita uma dieta de 'Homem das Cavernas'. Consiste em alimentos de caçador-coletor, ou alimentos que os homens das cavernas conseguiriam preparar com facilidade. Frutas e vegetais estão no topo dessa lista de alimentos consumidos, junto com carnes frescas e frutos do mar. Essa dieta não apenas fornece os benefícios já citados, como também aqueles que a usam são capazes de se sentirem melhor sobre si mesmos.

Genética Humana e a Dieta Paleolítica

Em seu ebook "A Dieta Paleolítica", Loren Cordian afirma que a genética humana é mais adaptada aos hábitos alimentares paleolíticos de nossos ancestrais, anteriores à introdução da revolução agrícola. Essa dieta é baseada em alimentos que estavam disponíveis na era Paleolítica. Muitos ingredientes que usamos hoje são banidos, de acordo com as diretrizes da dieta. Ao se juntar ao movimento da dieta 'das cavernas', você terá que evitar todos os alimentos processados que contenham açúcar, sal, grãos, e aqueles baseados em grãos tais como pão, milho, trigo, arroz, macarrão, feijão, produtos lácteos, levedura, café e álcool. Batata também faz parte dos alimentos banidos, já que a que encontramos hoje é genética e nutricionalmente bem diferente do que existia na Idade da Pedra.

Alimentos aprovados na dieta incluem carne, não apenas de gado mas também de diversos animais marinhos. Ovos, em combinação com carne formam a base dessa dieta. No entanto, nem toda refeição é aprovada nessa dieta. É necessário que você se esforce para conseguir carne orgânica. Com o uso barateado de alimentos geneticamente modificados em todo o mundo, é mais fácil e barato encontrar carne de animais criados com este tipo de ração. Porém, tendo em vista que transgênicos contém hormônios do crescimento e antibióticos, essa carne não é tão saudável quanto a orgânica. Esta última tem muito mais proteínas sadias a oferecer, que por sua vez ajudam a dissipar os depósitos de gordura no corpo e geram a energia tão necessária ao dia-a-dia.

Todos os alimentos aceitos pela Dieta Paleolítica são bastante saudáveis. Eles fornecem os nutrientes que o corpo precisa para se manter forte, sadio e com bem-estar, incluindo os ácidos graxos ômega-3 e ômega-6, gorduras monoinsaturadas, antioxidantes, vitaminas diversas, fibras solúveis, entre outros. Por ser uma dieta que melhora muito a sua forma de comer, se pode perder peso facilmente em um curto espaço de tempo, e conseguir isso sem riscos à saúde. Adicionalmente, todos esses alimentos naturais cuidam de diversos problemas de saúde que as pessoas enfrentam cada vez mais, como diabetes, doenças cardiovasculares e outras.

Todos osalimentosque têm o consumo recomendado pela Dieta Paleolítica são criados naturalmente, assim, fornecem uma quantidade extensiva de benefícios que apenas a Mãe Natureza pode trazer.

Esqueça pesticidas, toxinas e outras substâncias danosas que são produzidas com frequência quando médicos, cientistas, nutricionista e etc. 'fazem' um produto com compostos químicos.

40 Anos e Continuando

Contando com uma pesquisa científica de mais de 40 anos, a dieta Paleolítica é, de fato, única no que tem a oferecer ao usuário, assim como um programa que é altamente estudado e considerado mais do que seguro.

Os carboidratos que são encontrados em todas essas deliciosas frutas e vegetais que você vai passar a consumir, possuem baixo índice glicêmico. Isso quer dizer que não causam picos súbitos nos seus níveis de açúcar sanguíneo ou de insulina. Sua presença em grande volume também promove uma perda de peso sadia, e é mais que possível perder bastante peso seguindo a dieta da forma correta.

Finalmente, com essa dieta, o seu corpo reverte a um estado alcalino. Quando isso acontece (como consequência de uma dieta rica em frutas e vegetais), doenças e sintomas que surgem de um desequilíbrio relacionado aoequilíbrio ácido/base podem ser totalmente eliminados ou reduzidos em sua vida. Algumas dessas doenças incluem cálculos renais, osteoporose, asma comum, asma induzida por exercícios, infarto, insônia, hipertensão, zumbido nos ouvidos, labirintite, entre várias outras que vão se beneficiar muito com essa dieta.

Quanto mais fibras solúveis você colocar na dieta, maiores serão os benefícios listados que você vai receber. Patologias inflamatórias podem ser reduzidas, doenças alcalinas reduzidas ou eliminadas; se perderá peso com facilidade e muito mais. E você pode alcançar tudo isso com uma dieta simples,nada complicada de seguir.

Plano Alimentar da Dieta Paleolítica

A Dieta Paleolítica vem sendo adotada por cada vez mais pessoas que têm descoberto seus diversos e incríveis benefícios à saúde. Quando se está pronto a mudar de vida com a dieta, ter um plano alimentar pronto pode facilitar as coisas na sua transição. Temos alguns planos diferentes que você pode curtir, e que fazem parte da típica dieta paleolítica. Recomendamos o uso de todos os planos, de forma que você nunca enjoe do que está comendo. Incluímos aqui um plano de 7 dias para você. Conforme ficar mais habituado à dieta, com certeza você encontrará diversas receitas e alimentos gostosos.

O Plano de 7 Dias

Às vezes é difícil encontrar refeições para preparar, e quando se está tentando seguir as diretrizes de uma dieta, tudo se torna ainda mais complicado. Uma das reclamações mais comuns é que, quando se está numa dieta, falta variedade dentro dos planos. Esse não é o caso com a dieta paleolítica. Você pode ter a mais absoluta diversidade de comidas diferentes e fornecer a si mesmo uma grande alternância, de forma que nunca canse de comer sempre as mesmas coisas.

Você não vai mais precisar se preocupar com o que vai comer. Dê uma olhada nesse plano de 7 dias, onde temos grandes ideias de café da manhã, almoço e jantar. Claro, os lanches não serão deixados de lado, já que são uma parte importante da dieta. Esseplano de 7 dias de dieta está incluído logo aqui embaixo.

Café da Manhã:
Segunda: 1 coco e algumas frutas vermelhas
Terça: Omelete de espinafre e cebola
Quarta: Bacon, ovos e frutas
Quinta: Umlindo smoothie
Sexta: Ovos mexidos com tomate
Sábado: (dia flexível) Frango grelhado (sobras do jantar)
Domingo: Muffins de abóbora

Almoço:
Segunda: Salada do Chef
Terça: Sopa de frango e vegetais
Quarta: Salada de atum

Quinta: Escalope de limão e alho
Sexta: Salada de truta grelhada
Sábado: (dia flexível) Bife apimentado
Domingo: Peixe selvagem
Jantar:
Segunda: Spaghetti paleolítico
Terça: Salmão com couve-flor
Quarta: Goulash bovino
Quinta: Frango na manteiga
Sexta: Tutano com maçã doce frita
Sexta: Chili de abóbora
Sábado: Rosbife e vegetais grelhados

Saladas são realmente fáceis de se preparar para um almoço, especialmente entre os seguidores dessa dieta funcional. Existem diversas saladas diferentes que se pode criar com facilidade nessa dieta, e você pode dar uma olhada nessas opções também, caso tenha interesse. O que você me diz de uma deliciosa salada de frutas silvestres num dia e salada de carne bovina no outro? Pode-se criar com facilidade um monte de saladas diferentes que com certeza te agradarão, e que seguem a dieta paleolítica perfeitamente.

Todas as refeições nesta dieta são bastante satisfatórias e gratificantes, e garantem que você vai comer tudo o que tiver vontade. Isso deixa facilita o processo de perder de peso ese manter sadio, numa combinação de ambos. Devido a estar comendo os alimentos que seu corpo precisa, você não vai querer comer tanto, já que vai se sentir mais cheio, e mais rápido. Existem muitos planos de dieta e suplementos que focam em suprimir o apetite; portanto, você perceberá que isso te beneficia de forma importante. Além disso, a Dieta Paleolítica suprime o apetite com naturalidade, algo que você não vai encontrar em planos ou comprimidos.

Com essas ótimas ideias de receita, você pode ter certeza que sempre vai comer uma coisa diferente e original, preparada por você mesmo, não importando a hora do dia. Se puder preparar um plano alimentar previamente, vai te ajudar muito lá na frente. Faça seus planos com pelo menos um mês de antecedência e você terá mais facilidade em seguir um estilo de vida mais saudável. Existem ainda muito outros alimentos alémdos citados abaixo; o seu menu nunca precisa ser chato ou tedioso enquanto estiver essa dieta notável e empolgante. Procure manter as coisas interessantes, implementando variações na dieta e tendo o cuidadode comer um mix de várias frutas e vegetais. Frutas vermelhas escuras são as mais benéficas, mas isso não quer dizer que as claras não são boas também.

Agora, vejamos um menu de 7 dias para o lanche. Esta é uma parte importante do sucesso na sua dieta, e é algo que não se deve esquecer de aproveitar todos os dias.

Segunda: Frutas vermelhas e amêndoas
Terça: Sementes de abóbora
Quarta: Barra doce paleolítica
Quinta: frios e vegetais
Sexta: Sementes de macadâmia
Sábado: Barra de granola paleolítica
Domingo: Carne seca

Nossos ancestrais paleolíticos passavam por períodos de jejum. Nem sempre havia comida a se caçar e coletar, então costumavam pular algumas refeições nesses períodos e voltar a comer quando se encontrava alguma coisa. Pular refeições é uma prática defendida pela Dieta Paleolítica. Períodos de jejum podem chegar a durar a dezesseis, ou mesmo vinte e quatro horas. Isso esteve sob estudo por um longo período de tempo e permite que sua pressão sanguínea caia, melhora sua sensibilidade à insulina e glicose, mas a perda de massas de gordura é o maior atrativo. Isso não apenas vai reduzir seu peso, como também irá impactar de forma positiva na sua saúde e longevidade.

Sem regras estritas a se seguir, você precisa entender como seu corpo reage ao que a dieta Paleolítica tem a oferecer, já que o organismo de cada pessoa é diferente. De forma a extrair o máximo que se pode dessa nossa dieta, é preciso encontrar o que funciona melhor para você. Se pode equacionar essa situação facilmente através de tentativa e erro. Você pode jejuar por 24 horas na dieta, o que deixa tudo melhor, já que nem todo mundo quer tomar café, almoçar e jantar. Muitas dietas exigem que isso seja feito, e alguma chegam ao ponto de dizer quantas vezes se precisa fazer tais refeições. Já que nosso corpo não é programado assim, esta dieta é muito mais fácil de ser seguida.

Alimentos a Se Evitar

Apesar de poder alcançar benefícios com os planos listados acima, é importante saber que existe um número grande de alimentos que não devem ser consumidos na dieta Paleolítica. Quais são esses alimentos? Vejamos:

- Produtos dietéticos;
- Queijo cottage;
- Certos tipos de leguminosas (ex.: soja);
- Grãos;
- Feijão;
- Trigo, Arroz;
- Manteiga ghee, sorvete, leite em pó;
- Centeio, cevada, milho;
- Ervilhas;
- Farinhas refinadas;
- Legumes;

Alimentos proibidos incluem açúcares processados, cereais, milho em grão, feijões, produtos lácteos, carne processada em forma de salsichas, salames, etc., chocolate, óleo de soja e amendoim, maionese, sal, levedura, vinagre, todos estão banidos. No lugar do vinagre, a dieta Paleolítica recomenda suco de limão para temperar as saladas. O sal é uma das maiores coisas a se evitar na dieta. Os alimentos que você deve comer aqui têm como foco a redução de peso e benefícios anti-inflamatórios; o sal atrapalha ambas. Com a dieta Paleolítica, se tem a liberdade de romper a rotina de três refeições por dia. É permitido fazer quantas refeições menores quiser e ainda assim colher os frutos dessas grandes receitas. Aja de acordo com sua vontade e necessidade, conforme se sentir num dia em particular. A dieta Paleolítica te dá toda liberdade do mundo para escolher, sem errar nunca!

Adicione essas receitas à sua coleção. Com certeza você vai curtí-las muito e em breve serão as preferidas na sua casa. Dá para encontrar muitas outras receitas empolgantes se você tiver interesse, na internet e nas mais variadas fontes. Você também pode criar as suas próprias receitas e planos alimentares uma vez que se familiarize à dieta, aos alimentos que são permitidos e aos que não são, e a fazer esse tipo de planejamento.

Sem regras estritas a seguir, você será capaz de entender como seu corpo lida com a dieta Paleolítica, já que o sistema digestivo de todo mundo é diferente. De forma a extrair o máximo da dieta, é necessário encontrar o que funciona melhor para você. Com três refeições por dia e um lanche no cardápio, você vai conseguir perder peso em tempo recorde.

É necessário organizar um plano alimentar da dieta Paleolítica para o que você precisa comer em cada refeição durante o dia. Seguindo recomendações, existem muitas formas diferentes de combinar e misturar os ingredientes prescritos pela dieta e aproveitá-los ao máximo. Não existe nada melhor do que começar sua semana de trabalho com uma dieta balanceada e saudável. Inicie com um café da manhã bom e nutritivo. A Paleolítica fornece várias alternativas para o café que você toma todos as manhãs. Você irá trabalhar com muito mais energia, se sentindo ótimo consigo mesmo e com o dia que está adiante, e tudo graças a dieta Paleolítica e aos incríveis benefícios que ela oferece.

Dieta Paleolítica vs. Outras Dietas

Claro, isso não é uma questão de sim ou não. Depende na verdade mais de quem responde a pergunta, mas quando os resultados são examinados, qualquer um consegue ver com facilidade que essa é uma dieta realmente vantajosa, que oferece um grande número de benefícios extraordinários que são melhores que o da maioria de outras dietas por aí, pelo menos para grande parte das pessoas.

- A Dieta Paleolítica não é tão restritiva quanto outras;
- Se pode comer uma grande variedade de alimentos;
- A dieta é realista;
- Por ter tantas vitaminas e nutrientes, você pode garantir uma boa saúde geral com esta dieta;

- Sem suplementos ou comprimidos para tomar, que podem causar mal-estar ou coisa pior. Com frequência, esse é o caso de outras dietas populares no momento;
- São eliminados menos alimentos na Dieta Paleolítica do que em muitas outras.

Tomemos como exemplo a dieta Atkins. Nesta dieta, as pessoas são autorizadas a comer apenas alimentos limitados, não importando onde tenham sido produzidos. A Paleolítica, por outro lado, permite que você coma os alimentos que gosta de verdade. E enquanto os que você come não são restritos de forma extrema, esta dieta exige que você escolha apenas carnes naturais – aquelas que são livres de pesticidas e outras toxinas danosas, e substâncias que são agregadas a muitas carnes que se encontram no supermercado atualmente. Outra diferença na dieta Paleolítica e um programa como o Atkins é que não existem produtos a serem comprados pela pessoa. Você não precisa adquirir produtos específicos feitos para a empresa lucrar. Tudo o que você vai comer são alimentos naturais, que a Mãe Natureza produziu para nosso consumo.

A dieta Atkins é apenas uma entre tantas outras dietas por aí. Você vai notar que a maioria dessas dietas quer te vender alguma coisa, como aquelas refeições embaladas previamente, caras, ou então aquelas perigosas pílulas e suplementos. A Dieta Paleolítica cuida de você e beneficia a sua vida, não por colocar uma grana esperta no bolso de alguma companhia grande. Não se exige que você compre nada. E novamente, todas aquelas são refeições prontas, existem diversos pontos negativos em consumir esse tipo de alimento.

A dieta Atkins, é uma entre outras tantas no mercado, que com frequência te ajudama alcançar apenas uma coisa: perder peso. Muitas delas fazem isso sem um cuidado ou preocupação pela sua segurança ou saúde, contanto que o produto deles venda. Bom, como já dissemos aqui, a dieta Paleolítica está longe de ser uma desse tipo. Você pode usar esta dieta e alcançar uma infinidade de benefícios com ela, não apenas perda de peso. Imagine ser capaz de melhorar a sua saúde das mais diversas formas em um curto período de tempo e você se imaginará usando a dieta Paleolítica. E sem comprar nada. Tudo o que você fará nessa dieta é da sua escolha, o que deixa na sua mão a certeza de que realmente está se alimentando de forma segura.

Você pode comparar outras dietas com a Paleolítica a vontade. Os resultados estão aí para você ver por si mesmo, não precisa acreditar só porque outra pessoa está te dizendo. Listamos alguns dos numerosos benefícios que você encontrará nesta dieta, e esses são apenas alguns entre muitos outros que ainda virão. A internet é, claro, uma ótima fonte para realizar esse tipo de comparação. Se pode examinar as outras dietas, assim como dar uma olhada em avaliações e relatos de outras pessoas que as usaram. Toda essa informação é livre de custos e promete te fornecer todas as ferramentas que são necessárias ao sucesso com esta dieta única.

Quando comparada a outras, a dieta Paleolítica não fica atrás. Ela tem sido utilizada por muito mais tempo que qualquer outra, com pesquisas que se estendem por décadas. Não existe a necessidade de se fazer mudanças radicais e nenhum comprimido a se ingerir. Simplesmente mudar os alimentos que se consome pode fazer muito pela sua vida. Quer você deseje perder peso, ou melhorar o seu padrão de saúde geral, seguir esta dieta é a melhor forma de alcançar seu objetivo. E por que não ambos? Você pode estar com alguns quilinhos a mais sem nem perceber. Com as mudanças orientadas aqui, você pode perder quilos e se sentir ótimo, alcançando o corpo que sempre sonhou e o peso mais saudável possível para você.

A Dieta Paleolítica é Segura?

Encaremos: existe um grande número de dietas por aí que não são saudáveis, por um motivo ou por outro. Elas se fazem passar mal, têm efeitos colaterais horríveis, causam problemas de saúde, entre outros. Por causa disso, a maioria das pessoas que se preparam para começar uma dieta e perder peso se preocupam com sua segurança. Olhemos então para a Paleolítica e vamos descobrir se ela é realmente uma dieta 100 por cento segura para seus usuários.

A ponto alto desta dieta é que existem anos e mais anos de pesquisa por trás dela. Muitas dietas por aí foram objeto de pesquisas, mas com frequência essa pesquisa foi mínima, no melhor dos casos. O Dr. Loren Cardian, criador da dieta, empregou muitos anos no desenvolvimento dela, para garantir sua eficiência, e também sua segurança. Muitas dietas por aí causam riscos, e do Dr, Cardian não queria fazer mais uma. Ele parece ter alcançado o que queria.

Concentrada na era Paleolítica, esta dieta baseia suas premissas em comer de forma mais saudável. Isso inclui alimentos mais completos e nutritivos. Os mesmos alimentos consumidos há 10.000 anos atrás pela geração Paleolítica são os que você pode aproveitar hoje, incluindo carnes frescas vindas de gado alimentado com capim, porco, carne de aves, caça ou carneiro, frutos do mar, castanhas e sementes, peixes e óleos sadios, tais como o de oliva e o de coco.

Essa dieta de caçadores-coletores otimiza sua saúde e te ajuda a eliminar peso em excesso com rapidez. Um benefício adicional é a diminuição da chance de risco de doenças crônicas. A dieta funciona de 7 formas diferentes, cada uma tão importante quanto a anterior.

- Aumento da quantidade de proteína consumida diariamente;
- Baixa ingestão de carboidratos;
- Grande volume de potássio/baixo volume de sódio;
- Aumento da ingestão de fibras;
- Aumento da ingestão de gorduras, consistindo primariamente de gorduras mono e poliinsaturadas;
- Equilíbrio do ácido alimentar;
- Aumento da ingestão de vitaminas e minerais, antioxidantes e fitoquímicos vegetais.

Não existem comprimidos ou suplementos prejudiciais a se tomar, apenas melhorias na qualidadedos alimentos que se come, e suas quantidades. Isso resulta em perda de peso, assim como uma grande melhora da sua saúde, que pode vir com facilidade e de forma saudável.

Você ainda pode aproveitar os alimentos que você já gosta, e nessa dieta vai conseguir experimentá-los de uma forma totalmente nova. Não há nada arriscado na dieta Paleolítica.

Um grande número de estudos diferentes e testes clínicos têm sido conduzidos acerca desteregime, sua segurança e eficiência, e todos têm retornado apenas resultados positivos. Alguns dos resultados apurados incluem:

- Melhor tolerância à glicose;
- Melhor pressão arterial;
- Níveis de colesterol em níveis saudáveis;
- Perda de peso mais rápida.

A dieta Paleolítica fornece todos os nutrientes, fibras e proteínas necessários a se manter saudável, perder peso e se sentir melhor. Já que vegetais e frutas são uma das principais fontes de antioxidantes ao corpo, a Paleolítica te dá justamente o que é mais necessário. Existe também o benefício de uma digestão saudável, sensação de saciedade entre as refeições - o que acaba te fazendo comer menos – maior consumo de aminoácidos e uma promoção da função cerebral.

Existem bem poucos riscos em se usar a Dieta das Cavernas...

Primeiramente, é possível causar danos ao seu corpo com esta dieta caso você seja diabético. Já que existe uma gama de alimentos doces no cardápio, é sempre necessário falar com o médico caso você tenha diabetes. Entenda também que você estará comendo mais carne nesta dieta, e que é bastante possível que isso gere um aumento naingestão de gorduras saturadas. Isso é especialmente possível no caso do consumo de carnes vermelhas. Um aumento no risco de gota e cálculos renais também é possível nessa dieta.

No geral, entretanto, a dieta Paleolítica é segura para qualquer pessoa, com riscos bastante reduzidos associados a ela. Esteja você buscando uma melhora na sua saúde ou querendo perder alguns quilos, essa é a dieta que pode fazer tudo o que você precisa, sem causar estresse adicional nem sofrimento algum.

Sempre queremos nos manter protegidos e saudáveis, principalmente quando se faz mudanças drásticas como perder peso. Quando se usa a dieta Paleolítica, se pode ter a completa confiança de que se está seguro. Você deve conversar com o seu médico, claro, mas fora isso você deve poder começar a dieta sem o menor problema nem riscos adiante.

Qualquer Um Pode usar a Dieta Paleolítica?

Para a maioria das pessoas, a dieta é absolutamente sadia e é algo que pode melhorar em muito sua saúde. TENHA em mente que é sempre melhor conversar com seu médico antes de começar qualquer novoregime, incluindo este aqui. O seu médico pode te fornecer todos os benefícios e riscos da dieta e te ajudar a determinar se é certa para o seu caso específico.

Ela pode ser complicada de início; no entanto, deve-se esperar que qualquer dieta que funcione traga uma certa dificuldade. Tenha em mente que a dieta Paleolítica deve ser usada apenas a curto prazo; os resultados de longo prazo e segurança pode não ser a desejável. Converse com o seu médico sem demora. Ele com certeza é o mais capacitado a te dizer se esta dieta é a melhor para a sua vida, e mesmo te oferecer recomendações diferentes.

Dieta Paleolítica e Perda de Peso

O ponto mais importante em qualquer regime alimentar é se ele te ajuda ou não a perder peso. Não se pode saber isso com certeza até que se tenha começado a dieta. Matemática simples vai te dizer que, para perder peso você precisa gastar mais energia do que consome diariamente. Para que você perceba como pode fazer isso com a dieta Paleolítica, é recomendado que você entenda seu surgimento e do que ela consiste. Para a maioria das pessoas, essa é a dieta que os permite perder os quilos extras enquanto se ganha numerosos outros benefícios. Continue lendo e a gente discutirá a dieta, para te ajudar a entender melhor se ela vai te fazer realmente perder peso.

O estilo de vida caçador-coletor se tornou praticamente extinto, à exceção de algumas poucas sociedades que ainda o praticam. O povo Paleolítico lutava para caçar e coletar alimento suficiente no seu cotidiano para sobreviver, e também sustentar suas famílias. Seu regimento diário consistia de atividades altamente energéticas enquanto caçavam e coletavam naquele ambiente. Sua nutrição precisava refletir e compensar esse volume de energia dispendido. Essa era sua única forma de sobrevivência.

O que eles fizeram foi tornar sua dieta rica em proteínas, moderada em gorduras, com grande quantidade de vitaminas e minerais. Esse tipo de dieta oferece ao corpo o necessário para se manter sadio e em forma, e não o penaliza com a quantidade de ácidos graxos que ingerimos hoje. Carnes, o principal ingrediente dessa dieta, consistem de boas quantidades de proteínas, que geram energia e uma sensação de estômago cheio. Sendo este um programa baixo em carboidratos, você vai passar por uma perda de peso mais rápida durante as semanas iniciais de uso. Por eliminar água que estava retida no seu corpo, logo você vai perceber que diminuir números de manequim não era tão difícil, afinal.

Assim como com qualquer outra dieta, você precisa ir devagar e fazer tudo com cuidado para evitar consequências indesejadas nessa perda de peso. Se você está procurando por uma solução rápida para o seu peso, não a encontrará aqui. Existem ajustes a serem feitos para que se siga este protocolo em particular, e recuar ou tentar burlar as diretrizes da dieta para te agradar não vão ter um efeito favorável no seu emagrecimento. Você precisa ter o esforço necessário e deixar o programa funcionarcomo deve, dentro de um período de tempo razoável.

O que comemos hoje não pode ser considerado equilibrado ou saudável de forma nenhuma. Entre nosso pão, arroz, batata frita e macarrão, não se acha um só elemento com alto valor nutricional. A maioriados nossos alimentos não são nada além de calorias vazias. Já que não usamos eles do jeito certo para evitar ganho de peso, o que sobra são alimentos que se transformam em gordura diretamente. Comemos a cada dia mais esses alimentos processados, que nos fazem mal, que não devíamos comer. E é tão difícil não comer. O acesso a eles é muito fácil. É só colocá-los no micro-ondas por alguns minutos e pronto. Mas vão te causar uma miríade de problemas mais tarde na vida, e provavelmente já causaram, já que você está aqui procurando esta dieta. Evitar grãos na dieta equilibra os níveis de açúcar no sangue, você não vai mais sentir as oscilações como sentia antes. As desculpas de açúcar baixo ou alto no sangue para se permitir prazeres proibidos, como doces, vão acabar.

Proteínas, com seu consumo promovido por esta dieta vão estimular o crescimento de músculos, assim como ajudar a equilibrar os níveis de açúcar no sangue. As gorduras ingeridas na dieta Paleolítica serão sua fonte de energia, assim como as frutas e vegetais, gerando bastante nutrientes e fibras, todas muito importantes para se manter saudável e magro. Você vai se maravilhar com a melhora que encontrada com o uso desta dieta. É absolutamente incrível, para dizer o mínimo!

A maior ameaça no ganho de peso é a retenção de líquidos. Nossas células acumulam grande quantidade de líquido com a ingestão de carboidratos saturados. Isso ajudaria bastante se estivéssemos vivendo na era Paleolítica, já que a gente usaria toda essa energia no esforço de caçar e coletar. No entanto, o consumo desses carboidratos na nossa sociedade sedentária atual é bastante perigoso para a nossa saúde. O peso excessivo que se carrega pode ser uma simples questão de água acumulada pelo corpo. O homem paleolítico não tinha esse tipo de preocupação porque sua dieta com baixo carboidrato não permitia que ele acumulasse nada além de energia e alto valor nutricional em seus corpos.

O que as pessoas experienciam com esse tipo de dieta é um estado de maior sede – e consequente aumento de visitas ao banheiro para eliminar esse líquido anteriormente ingerido. A dieta Paleolítica não é apenas benéfica para a sua imagem, como também ajuda a eliminar o inchaço na região dos olhos e diminui o suor nas mãos. Se você for das pessoas que são mais propensas a sofrer com inchaços nos pés e pernas, você vai perceber que essa dieta vai te ajudar a acabar com esse problema de uma vez por todas.

É rotina: quando pessoas começam a evitar alimentos aos quais são mais sensíveis, elas perdem peso. Isso acontece porque o corpo retém liquido de forma a se proteger do que quer que o esteja atacando. A água atua como uma barreira de proteção entre o sistema imunológico do seu corpo e potenciais riscos que estejam ameaçando sua saúde.

Seus hormônios tireoidais também são afetados pelo que você come. Eles são responsáveis por eliminar peso excessivo. Com a dieta Paleolítica, você vai descobrir que os seus níveis de hormônios da tireoide estarão mais sadios e funcionais.

Perder peso é inevitável uma vez que você acumula toda a informação que é fundamental ao entendimento da dieta Paleolítica, e assimila os novos hábitos alimentares saudáveis,ao escolher comer o que é liberado neste regime. Você não só será capaz de eliminar quilos extras, como irá fazê-lo de uma maneira saudável e que te beneficie. Seu corpo verá a melhora, você se sentirá melhor e terá uma aparência melhor. E mesmo que seja necessária uma certa adaptação no início da dieta, após esse período de transição, viver neste regime será algo fácil.

A Dieta Paleolítica na Vida Cotidiana

Essa foi então a apresentação da dieta Paleolítica e seus muitos benefícios potenciais a você. Nesse guia, delineamos montes de informação, eu sei. Pode ser difícil absorver isso tudo a princípio, mas não se preocupe em tentar. Ao invés disso, este capítulo do livro foi desenvolvido para te ajudar a seguir em frente com a informação que te foi transmitida neste guia, para que você aprenda a fazer esta dieta funcionar para as suas necessidades.

Os que acompanharem as informações contidas neste guia podem alcançar perda de peso e melhorar suas condições de saúde de forma significativa. Use o conselho dado sobre as refeições. Você terá grandes benefícios caso siga o plano alimentar de 7 dias. Geralmente é difícil planejar uma refeição para a família inteira, e quando se restringe alimentos em particular ou se está tentando seguir uma dieta, tudo se complica ainda mais.

Se Mantenha Atento:

Atenção é importante quando se quer começar qualquer dieta. Quando se tem atenção, fica mais fácil compreender a história da dieta, do que ela consiste e o que ela vai fazer por você, e também como usá-la para fazer funcionar para o seu caso. Não importa o quando você já saiba sobre a Paleolítica, sempre tenha em mente que há espaço para crescimento e mais que se aprender, e que saber mais vai te fazer ter ainda mais resultados.

Existem diversas formas de se aprender mais sobre a dieta Paleolítica, incluindo fazer perguntas em fóruns; usar sites de busca por tópicos/palavras-chave relacionadas, para localizar informações e livros disponíveis sobre o assunto. Use redes sociais para se conectar com outras pessoas que usam a dieta. Facebook, Twitter e Instagram são sites populares que valem a pena usar nesse sentido.

Ataque a Dispensa:

quando você se sentir pronto para começar a dieta, é hora de atacar a dispensa. A maioria dos alimentos incluídos na dieta Paleolítica são aqueles que você não tem armazenados, então retirar o que você não deve comer de lá, se livrar deles, é uma ótima forma de dar um empurrão a mais no início da sua dieta. Olhe com calma cada porta e prateleira, para garantir que não deixou nada para trás, incluindo pães, macarrão, batatas fritas e biscoitos, doces, cereais, feijões e ervilhas, refrigerantes e bebidas prontas – tudo que é processado deve ir embora. Quando esses alimentos não estão visíveis, fica mais fácil tirá-los da cabeça e se diminui bastante a chance de ter tentações.

Se Desintoxique:
algumas pessoas preferem se desintoxicar antes de fazer mudanças grandes como as que a gente tem nesta dieta. Se é algo que te interessa, faça as mudanças gradualmente. Existem montes de programas detox por aí, então vá com calma para encontrar o que funciona para você e que atenda melhor suas necessidades.

Faça Disso uma Experiência Divertida:
quem disse que você não pode fazer com que a dieta Paleolítica seja divertida? Com um pouco de criatividade e imaginação, qualquer pessoa pode se divertir em qualquer situação, inclusivenesta dieta incrivelmente positiva. Existem diversas formas pelas quais você pode fazer isso:

desde competir com um amigo para ver que faz mais mudanças numa semana até definir desafios com um grupo que esteja fazendo a dieta. Procure tirar algum tempo para planejar esse tipo de coisa. Isso vai facilitar muita coisa, e nada é melhor do que ter um sorriso no rosto ao final do dia.

Existe uma boa chance de você já estar comendo a maior parte dos alimentos da dieta, então fazer a transição para este novo estilo de vida alimentar não deve ser nem um pouco difícil para a maioria das pessoas. Lembre-se de dialogar com a dieta, saber mais sobre ela, e começar logo. Não há nada a perder. Esta é uma das dietas mais simples que você vai encontrar. Não se pode viver sem os alimentos que estão neste regime, mas se pode viver sem as tentações e alimentos excluídos dela. Existem diversas formas de se começar a dieta, e nós te mostramos até agora apenas algumas. Avalie todas as opções e comece a dieta da forma que vai te trazer mais benefícios.

Conclusão

Como nós já discutimos ao longo do curso deste livro, no fim das contas, a dieta Paleolítica vai envolver o cumprimento de um plano alimentar que é conhecido como sendo excepcionalmente benéfico à sua saúde geral e bem-estar. Com isso em mente, não há nada que te impeça de incorporar esta dieta nos seus planos de longo prazo.

Os alimentos sugeridos no plano alimentar vão se provar ser bastante positivos para a sua saúde. No entanto, você pode preferir ser um pouco mais cauteloso quando se tratar de carnes vermelhas. Esse tipo de carne é conhecido por conter altos níveis de gorduras saturadas e nunca é bom expor seu corpo a esse tipo de nutriente por longos períodos. Simplesmente substitua a carne vermelha por carne branca sem pele ou peixes oleosos e você estará no caminho para o sucesso.

Sendo honesto, carnes vermelhas, frutose e outros açúcares são os únicos riscos em potencial da dieta Paleolítica – e a maior parte desses riscos só será prevalente caso você seja diabético, em todo caso. Assim, seguir este regime a longo prazo é mais viável do que você pode imaginar.

Não importa o que aconteça, eliminar grãos da dieta é sempre positivo para a saúde. Hoje em dia, cada vez mais pessoas se mostram intolerantes a glúten ou trigo, e isto, como já explicamos neste livro, se deve primeiramente ao fato de que nossos corpos nunca se adaptaram a alimentos dessa natureza.

O mesmo é verdade quando se fala de laticínios. A dieta Paleolítica sugere a eliminação desses alimentos por um bom motivo: especialmente porque nós não somos vacas (nem bodes) e esses produtos foram criados pela Mãe Natureza para cevar bezerros e outras espécies de mamíferos, não para o consumo humano. O único tipo de leite que o *Homo sapiens* deveria consumir são os originados pelos seios de sua própria mãe. Esse leiteé geneticamente exato quando se trata de nutrientes necessários para o crescimento de um ser humano. Contém enzimas e anticorpos que ajudam a aumentar o sistema imune da criança e garantir um início de vida mais sadio. Leite de vaca nunca forneceria vantagens ao sistema imunológico, pela razão de ter sido feito para vacas e não humanos – realmente é simples assim. Essa é a principal razão pela qual nosso corpo reage de forma adversa a essa fonte alimentar estranha.

Os caçadores-coletores realmente faziam várias coisas certas. Deve ser mais que só uma coincidência o fato de saberem como providenciar alimentos tão nutritivos. Devem ter existidos longos períodos nos quais nossos ancestrais não eram capazes de comer bem. A evolução parece ter arranjado uma forma de não nos prejudicar com isso;de fato, o jejum não parecer ter prejudicado a eles de forma nenhuma. Ostensivamente, estes mesmos genes existem em cada célula de nosso corpo hoje, e apesar da ideia de jejuar nos encher de medo, é um fato provado cientificamente que o jejum pode nos ajudar a perder peso e que não nos prejudica.

Esperamos que este livro tenha te fornecido "alimento para a mente" de verdade, quando o tema é um plano alimentar alternativo. Esqueça essas dietas como a Atkins e outros regimes potencialmente deletérios que existem hoje; ao contrário, cada vez mais as pessoas querem encontrar um regime que seja conhecido por ser sadio para seu corpo e os ajude a perder peso simultaneamente. Se tal programa for conhecido por ser benéfico à saúde em geral, tanto melhor – e esse é o caso da dieta Paleolítica.

Leve tudo o que você aprendeu nesse guia com você, pelo resto de sua vida. Isso vai te ajudar a levar um estilo de vida muito mais atento ao futuro. Ainda mais, ele vai te permitir que você sinta muito menos dores quando envelhecer. E o mais importante? Deve te ajudar a reduzir suas chances de desenvolver câncer, doenças cardiovasculares, demência e mal de Alzheimer, e muitas outras doenças, exponencialmente – o que é um ponto positivo enorme, sem dúvidas.

Apesar de qualquer novo programa alimentar parecer desafiador a princípio, caso resolva seguir as diretrizes da dieta Paleolítica por algum tempo, você deve ser capaz de perceber seu corpo te agradecendo fisicamente por ter seguido esse estilo de vida, em primeiro lugar. Tudo vai melhorar em você internamente e não mais vai sentir aquela vontade imensa de comer petiscos doces e gordurosos, entre outros alimentos que anteriormente eram uma parte significante da sua dieta. Logo, seu corpo vai se acostumar a este novo estilo de vida e você estará extremamente surpreso com o quanto você será capaz de mantê-lo a longo prazo.

Então, da próxima vez que você ouvir a expressão "Dieta Paleolítica", você saberá exatamente no que este programa consiste. Você saberá que esta não é mais uma dieta fantasiosa que surgiu em Hollywood, e que existem possibilidades realmente tremendas de melhorar sua saúde e perder peso com este programa.

Esse livro existe para te educar e permitir que você adote um estilo de vida alternativo que é muito mais sadio do que o de uma pessoa média do século XXI. Não se pode absorver toda essa informação e não levar pelo menos alguns aspectos dela contigo pelo resto da vida – isso seria descuido e estupidez.

Esperamos que você descubra que o conteúdo deste livro será extremamente favorável para você em qualquer situação. Se dê uma chance de verdade de experimentar a dieta Paleolítica – você não tem nada a perder, afinal. Se você conseguir seguir a dieta por um período de pelo menos seis semanas, é praticamente garantido que você vai se sentir melhor consigo mesmo e que comece a ver um pouco de peso extra desaparecer. Isso significa que agora você sabe exatamente onde procurar quando pensar sobre programas de emagrecimento e regimes, e você nunca mais vai precisar continuar procurando.

Eu te desejo toda a sorte do mundo, meu amigo!

Parte 2

Receitas Para o Café da Manhã

Receitas Para o Café da Manhã
Panquecas de Dólar de Prata
Ingredientes

- 3 ovos grandes
- 1 colher de sopa de água
- 1 colher de sopa de extrato de baunilha
- 2 colheres de sopa de mel
- 1 ½ xícaras de farinha de amêndoas
- ¼ colher de chá de fermento em pó
- Óleo de coco para o cozimento
- ¼ colher de chá de sal marinho

Modo de preparo

1. Pré-aqueça uma frigideira com óleo em fogo médio.
2. Misture mel, extrato de baunilha, ovos e água.
3. Adicione farinha de amêndoas, fermento em pó e sal.
4. Misture-os bem para incorporarem entre si.
5. Despeje na frigideira em formas circulares de panquecas.
6. Cozinhe por 2 minutos de cada lado.

7. Sirva esta deliciosa receita e aproveite.

Bolo Paleo
Ingredientes

- Meio quilo de hambúrguer de peru.
- 4 fatias de cogumelo
- 3 cebolas cortadas
- Meia colher de chá de páprica
- Sal e pimenta à gosto
- Meia colher de chá de alho em pó
- Meia colher de chá de tomilho seco
- 6 ovos grandes

Modo de preparo

1. Pré-aqueça o forno a 180ºC.
2. Unte uma fôrma de assar com óleo.
3. Combine todos os ingredientes em uma tigela e misture-os bem.
4. Transfira para a fôrma untada.
5. Asse por 45 minutos, verificando o ponto.
6. Sirva esta deliciosa receita.

Omelete de Espinafre
Ingredientes

- 1 colher de chá de manteiga
- 2 ovos batidos

- 60 gramas de frango desfiado
- 1 punhado de espinafre bem picado
- Sal e pimenta à gosto
- Pimenta Caiena à gosto.

Modo de preparo

1. Derreta a manteiga em uma frigideira.
2. Adicione o frango e cozinhe até dourar.
3. Adicione sal e pimenta de acordo com sua preferência.
4. Adicione espinafre, pimenta Caiena à gosto e os ovos.
5. Cozinhe por SESSENTA SEGUNDOS.
6. Sirva esta deliciosa receita.

Mingau de Coco
Ingredientes

- 1 colher de sopa de carne dourada de linhaça
- Mel de acordo com o necessário
- 2 colheres de sopa de farinha de amêndoas
- 1 colher de sopa de baunilha
- 1 pitada de sal
- ¼ xícara de Coco orgânico desfiado e sem açúcar.
- 2/3 xícaras de leite de coco.

Modo de preparo

1. Aqueça o leite de coco em uma frigideira.
2. Adicione todos os ingredientes e cozinhe até atingir a textura desejada.
3. Para servir, cubra com mel e farinha de amêndoas.

Biscoitos de Morango e Banana
Ingredientes

- ¼ xícara de farinha de coco
- Meia xícara de manteiga de amêndoas
- 6 tâmaras desidratadas inteiras
- Meia xícara de coco desfiado e sem açúcar
- 2 bananas amassadas
- 2 ovos grandes batidos
- Meia colher de chá de canela
- 1 colher de chá de noz-moscada
- Meia colher de chá e baunilha
- ¼ colher de chá de sal marinho
- Meia colher de chá de fermento em pó
- 2 colheres de sopa de morangos em cubos
- 2 colheres de sopa de nozes picadas
- 2 colheres de sopa de passas picadas

Modo de preparo

1. Misture a manteiga, as tâmaras, as amêndoas e o coco em um processador.
2. Bata rapidamente.
3. Agora adicione o coco desfiado, sal, canela, baunilha, os ovos e o fermento em pó e bata novamente.
4. Bata por 60 segundos e passe para uma tigela.
5. Delicadamente esprema as passas, nozes e morangos.
6. Unte uma fôrma utilizando a manteiga.
7. Faça o formato dos biscoitos na forma e asse por 15 minutos à 180ºC até ficarem dourados.

Mingau Paleo Sem Grãos
Ingredientes

- 1 ½ xícaras de leite
- ¼ xícara de mel cru
- 1 colher de chá de baunilha
- 2 ovos grandes
- 1 colher de chá de sal
- 1 ½ pedaços de canela
- 1 xícara de nozes moídas

- 1 xícara de coco sem açúcar

Modo de preparo

1. Misture todos os ingredientes molhados em uma tigela e todos os secos em outra.
2. Agora misture-os bem e bata-os juntos.
3. Passe a mistura para uma caçarola e asse por 30 minutos à 180ºC.
4. Adicione leite e mel após servir.

StirFry para Café da Manhã
Ingredientes

- 4 ovos grandes
- 1 colher de chá de óleo de coco
- Meia xícara de cenoura bem picada
- 1 xícara de alho-poró bem picado
- 4 xícaras de espinafre
- 1 colher de chá de alho bem amassado

Modo de preparo

1. Adicione o óleo.
2. Bata os ovos em uma tigela.
3. Jogue um pouco de sal e pimenta.
4. Passe a mistura para a frigideira até o omelete estar formado.
5. Transfira para um prato.

6. Em uma tigela separada, adicione o alho-poró, as cenouras e o alho.
7. Adicione espinafre e cozinhe por mais 1 minuto.
8. Despeje essa mistura sobre o omelete e sirva.

Panquecas de Abóbora
Ingredientes

- ¼ xícara de calda pura
- Meia colher de chá de sal marinho
- Meia colher de chá de bicarbonato de sódio
- 1 colher de chá de tempero de abóbora
- Meia xícara de semente de linhaça
- 2 xícaras de farinha de amêndoas
- 1 colher de chá de canela
- 1 colher de chá de vinagre
- Meia xícara de leite de amêndoas
- 2 colher de sopa de óleo de coco
- 4 ovos grandes
- 1 xícara de purê de abóbora

Modo de preparo

1. Separe os ingredientes secos e molhados em tigelas diferentes.

2. Aqueça o óleo de coco em uma frigideira.
3. Misture todos os ingredientes em suas respectivas tigelas.
4. Agora combine vagarosamente os ingredientes molhados com os secos até formar uma mistura.
5. Adicione porções da massa à frigideira e cozinhe até ficar dourado.
6. Sirva essa deliciosa receita.

Berinjela com Ovos
Ingredientes

- 2 berinjelas cortadas em discos
- Óleo de coco para fritar
- 3 ovos médios
- Pimenta e sal à gosto

Modo de preparo

1. Aqueça uma frigideira com óleo de coco
2. Bata os ovos até incorporar as gemas.
3. Agora mergulhe os discos de berinjela neles e adicione à frigideira.
4. Cozinhe até dourar.

Granola Picante
Ingredientes

- ¼ xícara de sementes de cânhamo
- Meia xícara de coco em flocos
- Meia xícara de nozes
- Sal à gosto
- 2 colheres de cháde extrato de baunilha
- 2 colheres de chá de noz-moscada
- 2 colheres de chá de canela
- 1/3 xícara de óleo de coco
- 1 ½ xícaras de farinha de amêndoas

Modo de preparo

1. Pré-aqueça o forno à 140ºC
2. Misture todos os ingredientes em uma tigela.
3. Espalhe a mistura em uma fôrma untada.
4. Asse por pelo menos 40 minutos e deixe esfriar.
5. Sirva esta deliciosa receita.

Receitas Para o Almoço
CurryVegetariano com Abobrinha
Ingredientes

- 1 colher de sopa de óleo de coco
- 1 pimentão verde bem picado
- Gengibre fresco descascado e moído
- 400 gramas de leite de coco
- 1 abobrinha grande, com sementes, descascada e cortada em cubos
- 2 xícaras de nozes diversas
- 1 cebola amarela média em cubos
- 1 colher de chá de sal
- 4 cabeças de alho amassadas
- 2 colher de chá de suco de limão
- 1 colher de chá de curry em pó
- ¼ xícara de coentro picado
- Arroz com couve-flor

Modo de preparo

1. Adicione óleo de coco a uma frigideira.
2. Adicione cebola e refogue até ficar dourada.
3. Adicione o curry e misture bem para que os ingredientes na frigideira fiquem bem cobertos.

4. Cozinhe por 1 minuto, adicione o leite de coco e deixe ferver.
5. Adicione a abobrinha e deixe ferver por mais 20 minutos.
6. Mexa de tempos em tempos, frite as nozes e adicione mais curry.
7. Remova a frigideira do fogão e adicione suco de limão, salpique coentro antes de servir.

StirFry de Ovos BokChoy e Manjericão
Ingredientes

- 3 ovos grandes
- 2 colheres de sopa de azeite de oliva
- 1 cebola pequena bem picada
- 2 pimentões vermelhos cortados
- 1 xícara de caules de BokChoy fatiados
- 1 xícara de folhas de BokChoy fatiadas
- 1 punhado de folhas de manjericão fatiadas

Modo de preparo

1. Aqueça o azeite de oliva em uma frigideira.
2. Adicione cebola e frite até dourar.
3. Adicione os caules de BokChoy e frite novamente por 1 minuto.

4. Despeje os ovos batidos e cozinhe por 2 minutos enquanto mexe frequentemente.
5. Adicione as folhas de BokChoy, manjericão e suco de limão e misture por 1 minuto enquanto frita.
6. Sirva essa deliciosa receita.

StirFry de Vegetais e Ovos
Ingredientes

- 3 BokChoy sem caules e bem picados
- 700 gramas de berinjela fatiada
- 3 cabeças de alho bem amassado
- 1 cebola amarela pequena bem picada
- Meia colher de chá de sal
- Meia colher de chá de pimenta preta
- 1 colher de sopa de óleo de coco
- 3 ovos grandes batidos
- 500 gramas de feijão verde bem picado
- 500 gramas de abóbora descascada e bem picada

Modo de preparo

1. Refogue a cebola por 2 minutos em uma frigideira.
2. Adicione alho e cozinhe por mais 1 minuto até desprender odor.

3. Adicione berinjela, BokChoy, feijão e sal e pimenta à gosto.
4. Cozinhe por 10 minutos e adicione as folhas de BokChoy
5. Cubra e cozinhe por mais 5 minutos.
6. Despeje os ovos batidos e mexa constantemente até eles estarem cozidos.
7. Agora sirva esta deliciosa receita.'

Frango com Gengibre e Romã
Ingredientes

- 500 gramas de peito de frango sem ossos e sem pele
- 2 pimentões vermelhos em cubos sem sementes
- 1 colher de chá de azeite de oliva extra virgem
- 1 colher de chá de pimenta
- 1 colher de chá de sal
- Meia colher de chá de tomilho
- 1 colher de sopa de cebola em pó
- 2 colheres de sopa de gengibre ralado
- 1 xícara de caldo de galinha
- Meia xícara de suco de romã

Modo de preparo

1. Adicione o azeite de oliva a uma panela slowcooker e aqueça.
2. Adicione todos os ingredientes e cozinhe por 4 horas em temperatura alta e por 8 horas em temperatura baixa.
3. Retire do aquecimento e sirva.

Nuggets de Frango de Buffalo
Ingredientes

- 1 colher de chá de azeite de oliva extra virgem
- 700 gramas de peito de frango desfiado
- Meia xícara de aipo picado
- 2 colheres de chá de molho picante
- 1 colher de chá de alho em pó
- 1 colher de chá de páprica

Modo de preparo

1. Adicione o óleo a uma panela slowcooker e aqueça.
2. Adicione o frango à slowcooker
3. Misture o restante dos ingredientes em uma tigela e adicione à slowcooker
4. Cozinhe por 4 horas em temperatura alta e aproveite esta deliciosa receita.

Sopa Cremosa de Beterraba
Ingredientes

- 2 colheres de sopa de salsinha picada
- ¼ xícara de azeite de oliva extra virgem
- 2 colheres de sopa de semente de cânhamo
- Suco de 2 limões
- 1 pimenta jalapeño sem sementes
- 2 cabeças de alho
- 1 cebola pequena
- 1 xícara de leite de coco
- 1 xícara de água
- 2 beterrabas cruas sem casca em cubos

Modo de preparo

1. Misture a pimenta, o sal, o leite de coco, a água, a beterraba, o azeite de oliva, o alho, a cebola, o cânhamo e o suco de limão em uma tigela para servir.
2. Cubra com salsinha picada após servido.

Sopa de Tomate e Manjericão
Ingredientes

- 2 colheres de sopa de semente de chia

- 2 colheres de sopa de azeite de oliva
- 6 folhas de manjericão
- 1 abacate maduro sem casca
- 1 cabeça de alho bem picado
- Meia cebola tipo shallot
- 1 talo de aipo
- 4 tomates maduros grandes sem casca
- Sal e pimenta à gosto

Modo de preparo

1. Combine todos os ingredientes no liquidificador, exceto as sementes de chia.
2. Bata até homogeneizar.
3. Despeje em uma tigela para servir e cubra com azeite de oliva e sementes de chia.

Sopa de Alface e Pepino
Ingredientes

- Meia colher de chá de orégano
- Meia xícara de creme de coco
- 1 xícara de água
- 1 colher de sopa de suco de limão
- 1 cabeça de alho bem picado
- 1 abacate maduro sem casca
- 1 pepino grande

- Meia cabeça de alface picado
- Sal e pimenta à gosto

Modo de preparo

1. Adicione todos os ingredientes ao liquidificador e bata até homogeneizar
2. Passe para uma tigela e sirva esta deliciosa receita.

Frango Italiano com Couve-Flor

Ingredientes

- 1 colher de sopa de alho em pó
- 1 colher de sopa de orégano
- 1 colher de chá de sal marinho
- 1 xícara de tomate picado
- 2 pimentões verdes sem sementes e fatiados
- 2 cebolas sem casca e fatiadas
- 5 xícaras de couve-flor congelada
- 500 gramas de peito de frango sem osso e sem pele

Modo de Preparo

1. Adicione óleo à uma panela slowcooker e coloque o peito de frango com as pimentas, sal e a couve-flor.

2. Adicione o restante dos ingredientes e cozinhe por 4 horas em temperatura alta e sirva esta deliciosa receita.

Frango ao Pesto
Ingredientes

- Meia colher de chá de pimenta
- Meia colher de chá de sal
- ¼ xícara de pinhão
- 1/3 xícara de castanha de caju
- 2 xícaras de manjericãp
- 1 pimentão vermelho fatiado
- 4 cabeças de alho picado
- 1 cebola sem casca fatiada
- 500 gramas de peito de frango

Modo de preparo

1. Adicione cebola, alho, castanha de caju, pinhão, pimenta e sal a um liquidificador e de rápidos pulsos até formar um purê.
2. Adicione metade deste molho à uma panela slowcooker e despeje o restante sobre o frango.
3. Cozinhe por 4 horas em temperatura alta e sirva esta deliciosa receita.

Saladas Paleo
Salada Picante de Atum
Ingredientes

- Meia colher de chá de pimenta vermelha em flocos
- 3 colheres de sopa de alcaparras
- 1 pimenta jalapeño bem picada
- 2 cebolas verdes bem picadas
- 1 xícara de azeitonas verdes bem picadas
- 1 xícara de azeitonas pretas bem picadas
- 2 latas de atum
- Suco de 2 limões
- Azeite de oliva
- 1 mix de folhas verdes (alface, repolho, etc.)
- 1 abacate fatiado

Modo de Preparo

1. Combine o atum, as cebolas, o jalapeño, as alcaparras, a pimenta, o suco de limão e as azeitonas e misture bem.
2. Cubra com o mix de folhas e adicione as fatias de abacate.

3. Sirva esta deliciosa receita com um acompanhamento.

Salada de Romã

Ingredientes

- 2 colheres de sopa de suco de limão fresco
- 2 cabeças de alho bem picado
- 5 colheres de sopa de azeite de oliva extra virgem
- 1 romã sem sementes
- 1 rúcula lavada e bem picada
- Sal e pimenta à gosto

Modo de preparo

1. Adicione alho, pimenta, sal, azeite e suco de limão à uma jarra e mistures os bem.
2. Agora adicione a rúcula e a romã a uma tigela para servir e misture as bem com as mãos.
3. Misture novamente a combinação da jarra e despeje sobre a salada para servir.

Salada de Rúcula, Abacate e Passas

Ingredientes

- 2 colheres de sopa de suco de limão fresco
- 6 colheres de sopa de azeite de oliva extra virgem
- 6 tomates cerejas cortados na horizontal
- Meia cebola espanhola fatiada
- Meia xícara de passas orgânicas
- Meio abacate em fatias finas
- Sal e pimenta à gosto

Modo de preparo

1. Misture suco de limão, sal, azeite de oliva e pimenta para o molho.
2. Agora misture as folhas de rúcula, a cebola, os tomates, as passas e o abacate.
3. Cubra a salada com o molho que fizemos no primeiro passo.

Salada de Frango Mediterrâneo
Ingredientes

- 1 frango assado desfiado
- Meia xícara de azeite de oliva
- ¼ xícara de coentro fresco picado
- Sal e pimenta à gosto
- 1 cabeça de alface

- 1 cebola vermelha em cubos
- Suco de 1 limão

Modo de preparo

1. Em uma tigela média, adicione o frango.
2. Adicione sal, pimenta, suco de limão, cebola, coentro e azeite.
3. Misture bem e sirva com o alface.

Salada de Manjericão, Abacate e Frango
Ingredientes

- 1/8 de pimenta da terra preta
- Meia colher de chá de sal
- 2 abacates pequenos sem casca
- 2 colher de sopa de azeite de oliva extra virgem
- 1 xícara de tomate cereja fatiado
- 1 peito de frango cozido sem osso, sem pele e desfiado
- Meia xícara de folhas de manjericão

Modo de preparo

1. Adicione o frango desfiado à uma tigela.

2. Agora adicione pimenta preta, manjericão, sal, azeite de oliva e o abacate a um liquidificador.
3. Bata até homogeneizar.
4. Despeje sobre o frango desfiado na tigela, juntamente com os tomates e o abacate.
5. Espalhe bem para cobrir apropriadamente.
6. Deixe esfriar no congelador e sirva essa deliciosa salada.

Salada de Atum e Abacate
Ingredientes

- Peito de frango cozido e picado
- Folhas verdes à sua escolha
- Sal e pimenta à gosto
- Abacate esmagado
- Amêndoas bem picadas

Modo de preparo

1. Misture todos os ingredientes, exceto as folhas.
2. Adicione sal e pimenta à gosto.
3. Despeje a mistura sobre as folhas e enrole.

4. Sirva e aproveite essa maravilhosa receita.

Salada de Repolho Deliciosa
Ingredientes

- Meia cabeça de repolho
- Pimenta à gosto
- 1 colher de sopa de suco de limão fresco
- 1 ovo batido
- 3 colheres de sopa de óleo de nozes
- 1 cebola
- 4 cenouras

Modo de preparo

1. Pique o repolho, a cebola e as cenouras em uma tigela e misture-os bem.
2. Agora misture ovo batido, óleo de nozes e suco de limão para o molho.
3. Despeje o molho sobre a salada e sirva.

Delícia de Atum com Alcachofras
Ingredientes

- 6 folhas de chicória
- 2 colheres de sopa de alcaparras
- 5 alcachofras em cubos
- ¼ xícara de cebola vermelha em cubos

- 1 cenoura pequena picada
- 1 ½ xícaras de atum grelhado em cubos
- Sal e pimenta à gosto

Modo de preparo

1. Combine todos os ingredientes em uma tigela, exceto as folhas de chicória.
2. Misture-os bem até homogeneizar.
3. Despeje a mistura sobre as folhas de chicória e ponha na geladeira.
4. Deixe esfriar antes de servir.

Salada de Atum e Abacate Avançada

Ingredientes

- Suco de 1 limão
- 1 colher de sopa de cebola picada
- 1 xícara de tomates picados
- 150 gramas de atum cozido
- 1 abacate
- Sal e pimenta à gosto

Modo de preparo

1. Corte o abacate em uma tigela.
2. Retire o interior das duas metades na tigela
3. Adicione suco de limão e cebola e amasse-os juntos.
4. Adicione pimenta, sal e atum e preencha uma das metades do abacate com a mistura para servir.

Salada Cremosa de Cenoura

Ingredientes

- 500 gramas de cenoura desfiada
- 250 gramas de leite de coco
- ¾ xícara de coco ralado
- Peito de frango desfiado
- 600 gramas de abacaxi cortado

Modo de preparo

1. Coloque todos os ingredientes em uma tigela média.
2. Misture-os bem.
3. Leve à geladeira e deixe esfriar para servir.

Receitas Para o Jantar
Sopa de Batata Doce Picante
Ingredientes

- 4 colheres de sopa de cânhamo
- ¼ colher de chá de cebola em pó
- ¼ colher de chá de alho em pó
- 2 xícaras de água
- Meia xícara de creme de coco
- 1 pitada de canela em pó
- 1 pitada de noz-moscada
- Meia colher de chá de cominho em pó
- 1 colher de chá de açafrão
- 2 batatas doce grandes sem casca e em cubos

Modo de Preparo

1. Adicione todos os ingredientes a um liquidificador, exceto o sal, a pimenta e o cânhamo.
2. Bata até homogeneizar.
3. Agora adicione o sal e a pimenta à gosto e passe para uma tigela.
4. Para servir, cubra com as sementes de cânhamo.

Sopa de Pimentão Assado
Ingredientes

- 4 pimentões assados
- 2 tomates maduros grandes
- Meio bulbo de erva-doce
- Meia cebola vermelha
- Suco de meio limão
- 1 xícara de água
- Meia pimenta malagueta sem sementes
- 2 cabeças de alho
- Sal e pimenta à gosto
- 2 colheres de sopa de azeite de oliva extra virgem

Modo de Preparo

1. Adicione o suco de limão, a pimenta, os tomates, os pimentões, a erva-doce, a cebola, o alho e a água a um liquidificador e bata por 2 minutos.
2. Agora passe o purê para uma tigela e cubra com azeite de oliva para servir.

Tapenade de Azeitonas Pretas em Barco de Abobrinha

Ingredientes

- 2 folhas de manjericão
- Meia xícara de amêndoas
- 1 xícara de azeitonas pretas sem caroço
- 2 colheres de sopa de azeite de oliva
- 2 tomates secos
- 3 abobrinhas

Modo de Preparo

1. Corte as abobrinhas ao meio na horizontal.
2. Corte após descascar.
3. Coloque a abobrinha em uma tigela e separe.
4. Adicione as amêndoas, os tomates, o azeite de oliva, as azeitonas e o manjericão a um liquidificador.
5. Bata até homogeneizar.
6. Após bater, misture com as cascas da abobrinha.
7. Preencha as abobrinhas com a mistura acima e sirva essa deliciosa receita.

Frango Cozido SlowCooker

Ingredientes

- 2 quilos de frango inteiro
- 4 cenouras sem casca e fatiadas
- 1 colher de chá de cebola em pó
- 2 talos de aipo em cubos
- 1 colher de chá de alho em pó
- 1 colher de chá de sal
- 1 colher de chá de pimenta
- 1 limão cortado ao meio
- 1 colher de chá de azeite de oliva extra virgem

Modo de Preparo

1. Adicione azeite de oliva à slowcooker.
2. Esprema limão sobre o frango e adicione à slowcooker.
3. Cozinhe por 4 horas em temperatura alta.
4. Aproveite esta deliciosa receita.

Frango com Laranja e Couve
Ingredientes

- 1 colher de chá de pimenta preta
- 1 colher de chá de sal
- 3 xícaras de couve picada
- 3 colheres de sopa de semente de linhaça
- ¼ xícara de aminos de coco

- Meia xícara de água
- Meia xícara de suco de laranja
- 500 gramas de peito de frango sem ossos, sem pele e em cubos

Modo de preparo

1. Adicione todos os ingredientes à slowcooker e cozinhe por 4 horas em temperatura alta e por 8 horas em temperatura baixa.
2. Sirva a receite ainda quente.

Sopa de Cebola Verde e Espinafre

Ingredientes

- 2 colheres de sopa de suco de limão
- 1 xícara de água
- 1 xícara de castanhas de caju
- 1 pitada de noz-moscada
- 2 cebolas verdes
- 1 cabeça de alho bem picada
- 4 xícaras de folhas de espinafre
- 1 colher de sopa de raspas de limão
- 2 colheres de sopa de azeite de oliva
- Pimenta e sal à gosto

Modo de Preparo

1. Adicione todos os ingredientes a um liquidificador e bata até homogeneizar.
2. Então transfira a mistura para uma tigela de servir e aproveite.

Frango com Pêssego e Nozes
Ingredientes

- 2 xícaras de caldo de frango
- 6 pêssegos
- Meia xícara de nozes picadas
- 1 colher de chá de sal marinho
- 1 colher de chá de alecrim
- 1 colher de chá de azeite de oliva extra virgem
- 500 gramas de peito de frango sem ossos, sem pele e em cubos

Modo de Preparo

1. Adicione água a uma panela e ferva.
2. Coloque os pêssegos na água fervente por 30 segundos.
3. Remova a água e descasque os pêssegos, corte os em 4.
4. Adicione óleo à slowcooker e cubra bem.

5. Adicione todos os ingredientes à slowcooker e cozinhe por 4 horas em temperatura alta.

Sopa de Tomate com Caju
Ingredientes

- 2 colheres de sopa de coentro picado
- 2 colheres de sopa de óleo
- Suco de meio limão
- 1 xícara de água
- 2 cabeças de alho bem picado
- 1 cebola tipo shallot
- Meia xícara de castanhas de caju
- Meio talo de aipo
- 4 tomates maduros

Modo de preparo

1. Adicione todos os ingredientes a um liquidificador, exceto o coentro e o azeite de oliva
2. Bata até homogeneizar.
3. Transfira para tigelas de servir e espalhe coentro e azeite de oliva para servir.

Pasta de Tahini e Sopa de Abacate
Ingredientes

- Suco de 1 limão
- 1 cabeça de alho bem picado
- 1 xícara de água
- 1 pepino
- 4 colheres de sopa de pasta de tahini
- 2 abacates maduros sem casca
- 1 xícara de folhas de espinafre

Modo de Preparo

1. Adicione todos os ingredientes a um liquidificador e bata por pelo menos 2 minutos.
2. Transfira para uma tigela de servir e aproveite a receita.

Sopa de Pepino com Caju
Ingredientes

- 1 cabeça de alho bem picado
- 2 colheres de sopa de suco de limão
- 1 ½ xícaras de água
- 4 folhas de menta
- 1 xícara de castanhas de caju
- 1 pepino
- Sal e pimenta à gosto

Modo de preparo

1. Bata todos os ingredientes em um liquidificador dando rápidos pulsos até estar bem homogêneo.
2. Sirva a sopa fresca.

www.ingramcontent.com/pod-product-compliance
Lightning Source LLC
LaVergne TN
LVHW020426080526
838202LV00055B/5050